DU DOSAGE DE L'ALBUMINE

ET

DE LA DIFFÉRENCIATION DES ALBUMINES

DANS LES URINES

PAR

S. DEMOLON

MEMBRE DE LA SOCIÉTÉ CHIMIQUE DE PARIS

ET

P. CHASTANG

ANCIEN ÉLÈVE DU LABORATOIRE DES CLINIQUES DE LA FACULTÉ
DE MÉDECINE DE BORDEAUX

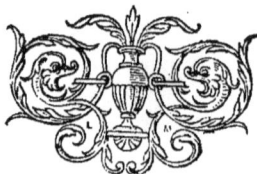

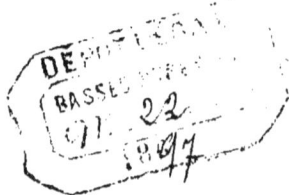

IMPRIMERIE A. LAMAIGNÈRE

BAYONNE, RUE JACQUES LAFFITTE, 9 ; RUE DU CHATEAU, 2, BIARRITZ

—

1897

DU DOSAGE DE L'ALBUMINE

ET

DE LA DIFFÉRENCIATION DES ALBUMINES

DANS LES URINES

DU DOSAGE DE L'ALBUMINE

ET

DE LA DIFFÉRENCIATION DES ALBUMINES

DANS LES URINES

PAR

S. DEMOLON

MEMBRE DE LA SOCIÉTÉ CHIMIQUE DE PARIS

ET

P. CHASTANG

ANCIEN ÉLÈVE DU LABORATOIRE DES CLINIQUES DE LA FACULTÉ
DE MÉDECINE DE BORDEAUX

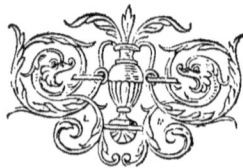

IMPRIMERIE A. LAMAIGNÈRE
BAYONNE, RUE JACQUES LAFFITTE, 9 ; RUE DU CHATEAU, 2, BIARRITZ

—

1897

LABORATOIRE SPÉCIAL

DE

Chimie Analytique et de Bactériologie

DE BAYONNE

9, 14 et 16, rue Victor Hugo

DIRECTEUR : **S. DEMOLON**

Pharmacien de 1re classe

MEMBRE DE LA SOCIÉTÉ CHIMIQUE DE PARIS,
CHIMISTE EXPERT DES TRIBUNAUX ET DE LA VILLE DE BAYONNE,
Ancien interne des Hôpitaux de Paris,
Ancien élève du Laboratoire particulier du professeur Jungfleisch,
Admissible à Paris à la Licence ès-sciences physiques

CHEF DE LABORATOIRE : **P. CHASTANG**

Pharmacien de 1re classe

Quatre fois lauréat de l'École de Pharmacie de Nantes,
Ancien élève du Laboratoire des Cliniques de la Faculté de
Médecine de Bordeaux et du Laboratoire de la Maison
PILON ET BUFFET, *fabricants d'engrais chimiques à Nantes.*

ANALYSES DIVERSES

(Extrait du prix courant pour le public)

Analyse qualitative *des urines* (recherche des éléments pathologiques : sucre, albumine, pigments biliaires, etc.).. 5f

Analyse complète (dosage des éléments utiles, avec examen microscopique)................................. 20f

Différents autres types d'analyse................. de 5 à 30f

Recherche du bacille de la tuberculose..................... 10f

— du gonocoque, streptocoque, staphylocoque pneumocoque, etc.......................... 10f

Analyse de l'eau (type habituel)..... .... 10f

— du lait (type habituel)............................... 10f

— du vin (différents types)..................... de 5 à 25f

Analyse de toutes matières alimentaires, d'engrais, de terres, de minerais, etc.

RECHERCHES TOXICOLOGIQUES

EXPERTISES COMMERCIALES & MÉDICO-LÉGALES

DÉSINFECTION A DOMICILE

Par l'Aldéhyde formique et le formo-chlorol

(Procédés TRILLAT)

Voir le Mémoire du Dr G. Roux *et de* M. Trillat,
et celui du Dr Bosc, *dans les Annales de l'Institut Pasteur*
(1896, n° 5, pages 283 et 299)

La désinfection n'offre aucun danger de détérioration. On peut reprendre possession des locaux désinfectés dès le soir. La valeur incontestable de ce procédé de désinfection est démontrée à la suite de nombreux essais faits à Paris, à Lyon, à Montpellier, à Marseille, etc., sous la surveillance des autorités civiles et militaires.

LICENCE D'EXPLOITATION

Pour la région du Sud-Ouest

LYSALGINE

(λύω, je dissous : ἄλγος, douleur)

PRODUIT DE SYNTHÈSE COMPLEXE, AMIDOGÉNÉ, MÉTHYLÉ, PHOSPHORÉ, LITHINÉ, CALCIQUE

———— ❦ ————

Tonique du système nerveux. — Stimulant des fonctions organiques. — Dissolvant général de l'acide urique. – Antigoutteux. — Antiarthritique. — Antirhumatismal et antinévralgique.

Remède héroïque contre l'élément douleur

———

INDICATIONS :

Fatigue cérébrale — Inquiétude fébrile — Dépression nerveuse — Excitabilité exagérée — Neurasthénie — Douleurs musculaires — Lassitude générale — Influenza — Maux de reins — Maux de tête — Névralgies — Migraines — Douleurs fulgurantes des ataxiques — Sciatique — Rhumatismes — Goutte — Gravelle urique, etc.

PRÉFACE

Le dosage de l'albumine constitue une des opérations les plus importantes de l'analyse des urines, mais n'est pas sans présenter souvent dans la pratique quelques difficultés d'exécution.

D'autre part, il a été beaucoup écrit en ces derniers temps sur la question si complexe de la *différenciation des albumines* et sur l'importance que semblerait devoir prendre, pour l'établissement du diagnostic et du pronostic des albuminuries, la recherche des *sérines* et *globulines* dans les urines. Or la différenciation des albumines exige du chimiste non seulement une certaine pratique, mais encore et surtout un minimum de connaissances suffisamment approfondies en chimie biologique.

Ces considérations nous ont amenés à condenser dans cette notice les résultats des observations recueillies par nous au cours des nombreuses recherches faites en ces trois dernières années dans notre laboratoire, avec quelques données générales sur les divers albuminoïdes urinaires et les moyens de mener à bonne fin ces opérations si délicates.

DU DOSAGE DE L'ALBUMINE

ET DE LA DIFFÉRENCIATION DES ALBUMINES

DANS LES URINES

CHAPITRE I

Dosage de l'albumine et comparaison des différents procédés employés

---

Dans cette première partie de notre travail nous n'envisageons bien entendu que le dosage en bloc des albumines, nous proposant seulement d'exposer la valeur comparative des différents procédés en usage, ainsi que les circonstances capables d'en assurer la bonne exécution.

Les procédés *par pesée* sont les seuls qui puissent offrir toutes les garanties désirables quant à l'exactitude des résultats. Ils sont au nombre de deux :

1º Le procédé de Méhu ;

2º La coagulation par la chaleur.

Disons de suite que nous avons soumis ces deux procédés à de nombreux essais comparatifs et qu'ils nous ont toujours donné des résultats très concordants ; mais il est indispensable, dans la pratique, d'y apporter les quelques modifications que nous allons exposer par la suite.

Procédé de Méhu.

Il consiste dans la précipitation de l'albumine par le réactif acéto-phénique de Méhu : le coagulum est recueilli sur un filtre taré, lavé à l'eau phéniquée, séché et pesé. Il est prescrit d'effectuer les lavages à l'aide d'une solution *saturée* d'acide phénique et bouillante. Or, si l'on se conforme strictement à ce *modus operandi*, on ne tarde pas à constater que les eaux de lavages passent troubles, ce qui est dû à ce que la solution saturée bouillante entraîne à travers le filtre une certaine proportion d'albumine, d'où perte parfois très notable : nous avons maintes fois constaté le fait.

Or, dans le *Journal de pharmacie et de chimie*, du 1er avril 1894, M. Ruizand, en appelant l'attention sur cette cause d'erreur, indiquait le moyen d'y remédier et donnait une description détaillée des expériences qu'il avait entreprises dans ce but : ces expériences consistaient en une série de lavages pratiqués avec des solutions d'acide phénique de *titres différents, soit chaudes soit froides,* et la conclusion qu'en tirait M. Ruizand était que l'on devait donner la préférence à une solution *froide* d'acide phénique à *3 ou 4 pour 100,* une telle solution n'entraînant que des traces insignifiantes d'albumine. En outre, en opérant ainsi, on obtient une filtration plus rapide, le précipité albumineux ne formant plus sur le filtre un enduit visqueux et imperméable.

Nous avons toujours opéré comme il vient d'être dit dans nos expériences comparatives sur les divers procédés de dosage de l'albumine, et ce n'est qu'en effectuant les lavages avec une solution froide à 4 % que nous sommes arrivés à obtenir des résultats d'une concordance très satisfaisante.

Il est encore une seconde précaution à observer pour éviter des pertes d'albumine à travers le filtre : c'est, après l'addition du réactif de Méhu, de laisser le coagulum se rassembler au fond du verre (nous employons un verre de Bohème à bec), ce qui exige quelques heures de repos. Au bout de 2 à 3 heures, on peut filtrer en versant doucement le liquide sur le filtre de façon à éviter de remettre l'albumine en suspension dans le liquide, puis on entraîne l'albumine sur le filtre et on lave 5 ou 6 fois à l'eau phéniquée à 4 %, on dessèche à l'étuve à 110° jusqu'à disparition d'odeur d'acide phénique et poids constant. Quant à l'urine d'où l'on a précipité l'albumine, elle ne doit plus donner le moindre louche en présence du réactif de Méhu, autrement c'est que toute l'albumine n'aurait pas été précipitée, et l'opération serait à recommencer avec une plus grande quantité de liquide acéto-phénique.

Ainsi modifié, le procédé Méhu est très exact; malheureusement, les filtrations sont toujours assez lentes, et avec certaines urines nous nous sommes vus parfois contraints de renoncer à doser l'albumine par ce procédé, en raison du temps qu'exigeaient les lavages (1).

Dosage de l'albumine par la chaleur. Dans ce procédé, les filtrations se faisant à chaud sont partant plus rapides et, dans la majorité des cas, le laps de temps total exigé n'excède guère 2 à 3 heures, alors que le procédé de Méhu exige toujours 5 à 6 heures *au minimum.* Aussi avons-nous à peu

(1) Le procédé de Méhu n'est pas applicable aux urines contenant de l'antipyrine, car ce médicament est précipité par le réactif acéto-phénique.

près complètement abandonné ce dernier procédé pour ne faire constamment usage que du procédé de *coagulation par la chaleur*.

On porte l'urine à l'ébullition que l'on maintient pendant une minute environ ; on filtre soit sur un filtre taré, soit (ce qui est préférable sous tous les rapports), sur deux filtres équilibrés ; on lave à l'eau bouillante jusqu'à ce que les eaux de lavages ne contiennent plus traces de sels, puis à l'alcool fort. On dessèche jusqu'à poids constant et l'on pèse.

Mais si le dosage de l'albumine par cette méthode est plus rapide que par le procédé de Méhu, en revanche il peut parfois entraîner des erreurs encore plus considérables que ce dernier ; il est en effet des circonstances qui peuvent entraver plus ou moins complètement la coagulation de l'albumine par la chaleur et qu'il importe de bien connaître. Nous allons les exposer, ainsi que les mesures à prendre pour y remédier.

Disons d'abord que la température de coagulation des diverses albumines que l'on rencontre dans les urines oscille entre 60° et 75° ; mais pour une température donnée, la coagulation n'est jamais instantanée ; aussi porte-t-on l'urine à l'ébullition. Or, pour que la coagulation soit complète, même à l'ébullition, deux conditions sont indispensables :

1° L'urine doit être acide ;

2° Elle doit contenir en dissolution une proportion de sels (chlorures, sulfates, phosphates) suffisante. Dès que l'une de ces deux conditions vient à n'être pas remplie, la coagulation se fait incomplètement.

Voici l'explication de ce phénomène : Les carbonates alcalins de potasse ou de soude *élèvent* le point de coagulation, et les alcalis la retardent ou l'empêchent : d'où il résulte qu'une urine albumineuse et à réaction alcaline pourra être portée à l'ébullition sans que le moindre trouble se produise ; mais si, après avoir retiré du feu, on acidifie l'urine par addition d'acide acétique, la coagulation commence immédiatement à se produire avant même que l'on chauffe l'urine à nouveau.

De même, dans une urine albumineuse acide mais pauvre en sels, le point de coagulation se trouve élevé, et alors l'addition d'un chlorure ou d'un sulfate facilite immédiatement la coagulation de l'albumine. C'est ce que l'on observe facilement avec une urine très albumineuse, mais de *faible densité*. Si l'on porte à l'ébullition une telle urine et que l'on ajoute quelques gouttes d'acide acétique, il ne se manifeste dans la plupart des cas qu'un trouble assez léger ;

mais si l'on ajoute alors une forte pincée de sulfate de soude ou de chlorure de sodium, immédiatement le trouble s'accentue sans qu'il soit besoin de faire bouillir l'urine de nouveau.

En résumé, la coagulation de l'albumine par la chaleur est plus ou moins complète selon que l'urine est plus ou moins acide et à densité plus ou moins élevée. Et il résulte des nombreuses expériences que nous avons faites à ce sujet que, même dans les urines *franchement acides* et à *densité normale* (1018 à 1022), il y a toujours des traces d'albumine qui échappent à la coagulation ; aussi avons-nous adopté pour règle unique, quelle que soit la densité de l'urine et par conséquent sa richesse présumée en sels, de toujours coaguler l'albumine en présence d'une petite quantité de sulfate de soude.

Voici, au reste, notre *modus operandi* :

Tout d'abord il faut opérer sur une quantité d'urine telle que l'on ait affaire à une quantité d'albumine ne dépassant pas 0 gr. 20 centigr. (la même recommandation s'applique d'ailleurs au procédé de Méhu), car avec une plus grande quantité d'albumine les filtrations sont trop lentes et les lavages plus longs. Ainsi, pour une urine contenant moins de 2 grammes d'albumine par litre, on pourra opérer sur 100 centimètres cubes ; pour une quantité d'albumine comprise entre 2 et 4 grammes par litre, la prise d'essai ne doit pas excéder 50 centimètres cubes, etc..... Nous dirons plus loin comment nous procédons pour évaluer approximativement la quantité d'albumine que contient une urine.

Pour les urines très albumineuses, et lorsque par conséquent on aura à opérer sur 50, 25 ou 10 c. d'urine, il sera bon d'étendre la prise d'essai de son volume d'eau ; on obtient de cette façon un coagulum moins compact et qui, aux lavages, abandonne plus aisément les sels qu'il aurait pu retenir. Ajouter ensuite 2 à 3 grammes de sulfate de soude (on peut aussi employer le chlorure de sodium ou le sulfate de magnésie) et acidifier par quelques gouttes d'acide acétique après s'être assuré toutefois que l'urine ne contient pas de mucine. (Au lieu d'acide acétique, il est encore mieux de faire usage d'une solution au 1/4 d'acide trichloracétique, M. Patein ayant en effet signalé l'existence d'une variété d'albumine soluble dans l'acide acétique). Porter alors l'urine à l'ébullition et maintenir celle-ci pendant environ 1/2 minute ; retirer du feu, ajouter encore quatre ou cinq gouttes d'acide *trichloracétique* et continuer l'ébullition pendant encore 1/2 minute, éteindre le feu et, lorsque l'ébullition est complètement arrêtée, filtrer soit sur un filtre taré soit, ce qui est beaucoup mieux encore, sur deux filtres équilibrés et emboîtés l'un dans l'autre sur l'entonnoir. (L'on appelle filtres *équilibrés* deux filtres coupés dans le même papier et se faisant mutuellement tare à la balance. En se servant de filtres équilibrés, il est absolument inutile de faire usage de papier Berzélius, car nous nous sommes assurés à plusieurs reprises que deux filtres équilibrés en papier filtre ordinaire se faisaient encore parfaitement équilibre après de multiples lavages et dessication ; en outre, on évite la perte de temps considérable qu'entraîne la dessication d'un filtre que l'on se propose de tarer).

S'assurer que l'urine filtrée est complètement privée d'albumine : il suffit pour cela d'ajouter à une petite portion du filtratum quelques gouttes d'un des réactifs usuels de l'albumine (nous donnons la préférence au réactif de Tauret); dans le cas où la coagulation aurait été incomplète, on obtiendrait un louche plus ou moins marqué et l'opération serait à recommencer avec une quantité plus forte de sulfate de soude. Mais, nous le répétons, 2 à 3 grammes de ce sel sont suffisants dans la grande majorité des cas. Il convient de rappeler que les alcaloïdes, les peptones et l'antipyrine précipitent également par le réactif de Tauret, mais les précipités qu'ils fournissent se dissolvent dans l'alcool et par la chaleur ; or, si l'on opère sur les premières portions *encore chaudes* du filtratum, l'on n'obtiendra, en cas d'absence d'albumine, aucun louche et, au cas où il y aurait des alcaloïdes ou des peptones, le trouble ne se produirait que par le refroidissement de la liqueur.

Lorsque tout le coagulum d'albumine a été recueilli sur le filtre, le laver à l'eau bouillante jusqu'à ce que les eaux de lavage ne contiennent plus traces de sulfate, c'est-à-dire ne précipitent plus par le chlorure de baryum. Or, si l'on a soin de verser l'eau bouillante sur le pourtour supérieur du filtre à l'aide d'une pipette ou d'une pissette, et si l'on attend que l'eau soit complètement écoulée du filtre avant d'en ajouter de nouvelle, *six* lavages ainsi pratiqués suffisent la plupart du temps, ainsi que nous l'avons observé. On lave enfin une dernière fois à l'alcool à 90° pour dépouiller l'albumine des matières colorantes et des matières grasses qu'elle aurait pu retenir. (Pour les urines purulentes ou sanguinolentes, ce lavage doit être fait à l'alcool bouillant additionné d'un peu d'acide acétique jusqu'à décoloration aussi complète que possible de l'albumine). Enfin, porter à l'étuve à 105° jusqu'à poids constant et multiplier le poids obtenu par le coefficient voulu pour ramener au litre.

Telle est la méthode que nous suivons constamment et à peu

près journellement ; la coagulation est toujours complète et nous avons toujours obtenu des résultats d'une parfaite exactitude. Toutefois, nous avons observé que dans les urines contenant une forte quantité de *pus* ou de *glucose*, la coagulation paraît éprouver plus de difficulté à se faire complètement ; il suffit alors d'ajouter à l'urine une plus forte proportion de sulfate de soude, *au besoin même jusqu'à saturation*, et de prolonger un peu plus l'ébullition pour prévenir des pertes d'albumine.

Nécessité de séparer la *mucine* avant de procéder au dosage de l'albumine. Avant d'entreprendre le dosage de l'albumine par l'un des deux procédés que nous venons d'exposer, il est indispensable de rechercher la *mucine*, et d'en débarrasser l'urine, si elle en contient, par addition de quelques gouttes d'acide acétique.

La mucine n'est pas coagulable par la chaleur, il est vrai, mais l'addition ultérieure d'acide acétique la précipiterait de même que le réactif acéto-phénique de Méhu : en outre, si on ne la séparait complètement au préalable, les filtrations seraient dans la suite d'une lenteur extrême.

Dosage de l'albumine par le procédé d'Esbach. Nous allons maintenant parler du procédé d'Esbach, dit *des dépôts*. Ce procédé jouit encore actuellement d'une grande vogue, et il faut reconnaître qu'il est d'une simplicité séduisante. Il n'exige ni un grand savoir ni une attention soutenue ; ce qui fait que, tout en dosant l'albumine par cette méthode, on peut vaquer à nombre d'autres occupations.

L'albuminimètre d'Esbach est un tube gradué empiriquement et portant deux principaux traits, U et R. Pour doser l'albumine, il suffit de verser jusqu'au trait U de l'urine (préalablement acidifiée par l'acide acétique si elle est neutre ou alcaline), puis du réactif citro-picrique jusqu'au trait R, de boucher le tube, de le retourner *douze* fois et de l'abandonner dans la position verticale pendant 24 heures. Après ce laps de temps, le trait qui affleure au niveau du coagulum exprime en grammes la quantité d'albumine contenue dans un litre d'urine ; on évalue approximativement les décigrammes. Ce n'est guère fatigant, comme l'on voit ! Malheureusement, ce procédé ne repose sur rien de sérieux, et il ressort des très nombreuses expériences auxquelles nous l'avons soumis, qu'il ne mérite absolument aucune créance. Nous avons constaté parfois des écarts fabuleux soit en plus, soit en moins ; au reste, voici quelques exemples : une urine qui donnait *par pesée* 1 gr. 86 d'albumine par litre n'en accusa que 0 gr. 50 par le procédé d'Esbach ; une autre urine donna 3 grammes à l'albuminimètre alors qu'en réalité elle en contenait 5 gr. 18 par litre. Et il nous serait facile de multiplier les exemples. Citons encore celui-ci, parce qu'il nous paraît typique : deux urines émises par deux personnes différentes donnèrent toutes les deux à l'albuminimètre exactement 2 gr. 10 d'albumine par litre ; or, par pesée, nous trouvâmes que l'une de ces urines en contenait 2 gr. 96 et l'autre 1 gr. 78 seulement.

Toutefois, nous devons à la vérité d'ajouter que parfois le procédé d'Esbach nous a fourni des approximations assez satisfaisantes, et pour *10* dosages d'albumine nous avons constaté *2 fois en moyenne* une concordance suffisante entre les résultats fournis par l'albuminimètre et ceux de la pesée : ce qui revient à dire que, *8 fois sur 10, les chiffres trouvés par ce procédé sont manifestement erronés !*

L'on a prétendu que le procédé *des dépôts*, en admettant même qu'il fût incapable de fournir des chiffres absolument exacts, était néanmoins très suffisant dans la pratique en ce qu'il permettait au moins d'apprécier les variations de l'albumine chez un malade. Or, de ce côté-là encore, il faut en rabattre. Nous avons cité tout à l'heure l'exemple de ces deux urines qui, contenant l'une 2 gr. 96 et l'autre 1 gr. 78 d'albumine par litre, donnaient *toutes les deux 2 gr. 10* à l'albuminimètre : pour la première de ces urines, l'erreur était donc de 0 gr. 86 *en plus* et pour la seconde, de 0 gr. 32 *en moins*. Ces deux urines provenaient, il est vrai, de deux personnes différentes ; mais nous avons observé un phénomène comparable à celui-ci avec des urines *provenant de la même personne,* c'est-à-dire qu'à s'en tenir au résultat obtenu par le procédé d'Esbach, l'on était amené à conclure, par exemple, à l'*augmentation* de l'albumine, alors qu'en réalité il y avait *diminution.* En voici un exemple :

Un échantillon moyen, résultant du mélange des urines émises en 24 heures par un brightique, donna une première fois, à l'analyse et *par pesée, 10 gr. 08* d'albumine *par 24 heures,* et le résultat fourni par le tube d'Esbach fut de *5 gr. pour le même laps de temps.* Un mois après, les mêmes opérations furent faites à nouveau et dans les mêmes conditions (c'est-à-dire sur le mélange des urines des 24 heures) : la pesée accusa *9 gr. 45* d'albumine et le tube d'Esbach *6 gr. 75 pour les 24 heures.* Donc, tandis que, par ce dernier procédé, on était amené à conclure à une augmentation *(1 gr. 75)* de l'albumine, le dosage par pesée, au contraire, démontrait amplement qu'il y avait plutôt légère *diminution (0 gr. 63).* Il est à remarquer en outre que les écarts de l'albuminimètre, s'ils sont souvent très notables déjà pour *le litre,* deviennent encore plus accentués si l'on table sur les 24 heures (dans l'exemple précédent 9 gr. 45 — 6 gr. 75 = *2 gr. 70*, chiffre qui représente l'erreur *en moins* de l'albuminimètre).

L'on voit, en somme, par tous les exemples ci-dessus, le degré de confiance qu'il convient d'accorder à ce procédé.

Nous dirons aussi qu'en raison même de la vogue injustifiée dont il jouit, le procédé *des dépôts* est aussi parfois une source de désagréments pour le praticien consciencieux qui s'est fait une règle de n'employer que des procédés sûrs. Il nous suffira de citer ce fait : lorsqu'il fut procédé à la première des deux analyses dont nous venons de parler, un second échantillon prélevé *sur la même urine* fut soumis à l'examen d'un autre chimiste qui trouva, paraît-il, *5 gr.* d'albumine par 24 heures et PAR PESÉE, alors que nous trouvions, nous autres, *10 gr. 08 ;* d'où, naturellement, contestation de nos résultats !

Evidemment, nous étions suffisamment fixés sur la valeur du chiffre qu'on opposait au nôtre ; car nous devons dire que, bien que dosant l'albumine par pesée, nous opérons *toujours* aussi à l'albuminimètre et pour deux raisons : d'abord, pour déterminer approximativement la prise d'essai sur laquelle il nous faudra faire le dosage (comme nous l'expliquerons plus loin) et ensuite précisément pour nous éviter toute surprise désagréable et nous préparer à soutenir bravement le choc des contestations, s'il venait à s'en produire. Malheureusement, il est bien évident que, pour quiconque n'est pas chimiste et n'est pas forcé, par conséquent, d'être au courant des avantages ou des défauts de tel ou tel procédé, *pour le client* en un mot, il est bien évident, disons-nous, que de pareils écarts de chiffres seront presque toujours inexplicables ou pour le moins difficilement explicables. Aussi concluons-nous, quant à nous, au *rejet absolu* du procédé d'Esbach, ce procédé devant être considéré comme absolument incapable de fournir des résultats tant soit peu satisfaisants.

Disons enfin que certaines influences peuvent entraver complè tement la *rétractilité* de l'albumine : telle, par exemple, la présence de l'*antipyrine* dans l'urine ; or, l'antipyrine est un médicament à peu près journellement employé aujourd'hui. D'où il résulte qu'en présence de l'antipyrine, l'albumine ne se rassemblant pas au fond du tube, le procédé d'Esbach est absolument inapplicable, et c'est là quelquefois, il faut bien le dire, une surprise assez désagréable pour celui qui fait usage de ce procédé ; il est vrai qu'on a la res source de conclure alors à la présence des *globulines*. Dans le second chapitre, nous aurons d'ailleurs à revenir sur cette *non-rétractilité* à propos de la différenciation des albumines.

Enfin, il convient de rappeler que les *peptones* sont également précipitées par le réactif citro-picrique.

Procédé *par pesée* d'Esbach. Mais si le procédé de l'albuminimètre d'Esbach est sans valeur, hâtons-nous d'ajouter qu'il existe du même auteur un procédé par pesée, qui consiste à précipiter à l'ébullition l'albumine de l'urine par une solution *acéto-picrique*. On pèse le précipité de picrate d'albumine obtenu et, en multipliant le poids trouvé par le coefficient *0.8*, on a la quantité d'albumine correspondante.

On dit fort grand bien de ce procédé ; mais, ne l'ayant jamais expérimenté pour notre part, nous n'en pouvons dire davantage.

Détermination approximative de la prise d'essai en vue du dosage de l'albumine. L'on peut utiliser l'albuminimètre d'Esbach pour l'évaluation *approximative* de l'albumine, lorsqu'il ne s'agit que de déterminer le volume d'urine sur lequel il conviendra d'opérer pour que la quantité d'albumine à peser n'excède pas *0 gr. 20* et soit même autant que possible un peu inférieure à ce chiffre (c'est même là, selon nous, le meilleur usage que l'on puisse faire de l'albuminimètre). Lorsqu'avec un peu d'habitude, on est arrivé à connaître la façon dont se comporte cet instrument dans différentes conditions de temps, l'on peut au bout de *quelques* heures de repos se trouver en possession de données suffisantes pour pouvoir facilement évaluer la prise d'essai à prélever.

—

CHAPITRE II

Différenciation des Albumines

La *différenciation des albumines* dans les urines est chose infiniment plus délicate qu'on ne le croit généralement ; la principale raison en est que les *globulines* n'existent jamais dans les urines qu'en très faible proportion ; or, il convient de ne pas perdre de vue que des traces très faibles de globuline sont toujours difficiles et souvent même impossibles à déceler par les réactifs. Actuellement l'on n'en est plus à compter les erreurs auxquelles a donné lieu la différenciation des albumines, non plus que les déductions pour le moins prématurées qu'on a cru pouvoir en tirer pour le diagnostic des albuminuries.

Quant aux traités spéciaux d'analyse des urines, les meilleurs d'entre eux ne font pour ainsi dire qu'effleurer le sujet ; et, d'ailleurs, nombreuses sont les erreurs qu'on y peut relever et qui à elles seules suffiraient amplement à expliquer les théories singulières qui ont été émises en ces derniers temps. Ces erreurs, nous ne négligerons pas, du reste, de les signaler toutes les fois que l'occasion s'en présentera dans le cours de ce travail.

Toutefois, disons de suite que l'on a été jusqu'à confondre entre eux certains albuminoïdes, très disparates cependant ; il eut suffi de consulter le moindre des traités de chimie biologique pour se mettre en garde contre de pareilles confusions. Tel, par exemple, ce rapprochement que l'on a cherché à établir entre les *globulines* d'une part, et la *mucine* et la *pyine* d'autre part.

La *mucine* et la *pyine* ne sont pas des *globulines* ; et, quant aux *globulines*, elles n'ont rien de commun avec des albuminoïdes que l'on ne rencontre que dans les pus urinaires, *et encore pas toujours*, comme on le verra par la suite. La *mucine* et la *pyine* jouissent de propriétés bien différentes de celles des *globulines* et ne sont pas rangées dans la même famille que celles-ci. C'est là, nous le répétons, une confusion qui, si elle venait jamais à être admise, ne pourrait que conduire à de fâcheux mécomptes et qui, au point de vue scientifique pur, d'ailleurs, n'est pas soutenable. Quant à la théorie d'après laquelle la *sérine* ferait absolument défaut dans les urines purulentes, elle est le fait de réactions effectuées dans des conditions défectueuses, ainsi qu'il nous sera facile de le démontrer ultérieurement.

Nous diviserons ce chapitre en trois parties :

1° Classification des albuminoïdes ;

2° Provenance des albumines urinaires ;

3° Réactions usuelles des *globulines* et différenciation des albumines.

Classification des albuminoïdes

—

C'est la classification de Gautier que nous adoptons comme étant la plus rationnelle ; elle comprend six familles que nous allons passer rapidement en revue, avec quelques détails sur les albuminoïdes susceptibles de se trouver dans les urines.

Première famille (Albumines proprement dites).

Les albumines proprement dites sont :

L'albumine de l'œuf on ovalbumine ;

Les sérines du sang ou sérumalbumines ;

La musculo-albumine ;

L'albumine végétale ;

L'hémoglobine ;

La lactalbumine.

Les sérines du sang sont les seules albumines qui nous intéressent, puisque ce sont elles qui constituent généralement la majeure partie des albuminoïdes urinaires.

Caractères généraux.

Les albuminoïdes de cette famille sont *solubles,* et leurs solutions ne précipitent ni par les acides affaiblis, ni par le *sel marin* ou le *sulfate de magnésie* en solution concentrée ou *neutre;* mais elles précipitent par le sulfate d'ammoniaque en excès, par les acides minéraux concentrés et enfin par le *sulfate de magnésie en présence de l'acide acétique et de l'acide phosphorique*. Elles se coagulent entre 55° et 75° ; enfin, elles se peptonisent difficilement.

Sérine.

La *sérine* ou albumine du sérum sanguin a été identifiée avec l'albumine du blanc d'œuf. En réalité, il n'en est pas tout à fait ainsi, car ces deux albumines diffèrent entre elles par quelques-uns de leurs caractères physiques et chimiques : c'est ainsi qu'elles n'ont pas même pouvoir rotatoire, que l'éther pur précipite la sérine et l'ovalbumine dans des conditions bien différentes, etc..... Mais ce sont là, à vrai dire, des nuances qui, dans la pratique, n'ont nulle importance ; toutefois, il peut arriver que l'urine des malades, dans l'alimentation desquels les œufs tiennent une large place, contienne de l'ovalbumine; en ce cas, la précipitation par l'éther suffirait à caractériser cette dernière.

En réalité, il existe plusieurs sérines dans le sérum sanguin, mais leur différenciation n'étant d'aucune utilité, l'on n'envisage qu'une seule sérine.

Deuxième famille (Caséines). Elle comprend :

Les caséines végétales et animales ;

Le gluten caséine ;

La légumine ;

La conglutine ;

La nucléoalbumine.

Cette famille est peu importante au point de vue de l'urologie. Toutefois, il convient de dire quelques mots des nucléoalbumines.

Disons aussi que les principaux caractères des albuminoïdes de cette famille sont : insolubilité dans l'eau, mais ils sont généralement maintenus en solution dans les liquides de l'économie grâce aux carbonates et phosphates alcalins. La présure peut coaguler ces solutions, mais non la chaleur.

Nucléoalbumines Les nucléoalbumines paraissent être des combinaisons d'une matière à fonctions acides, la nucléine avec un albuminoïde variable pour chacune d'elles. Elles se confondent avec ce que l'on nomme depuis longtemps des caséines, mais en diffèrent en ce que la digestion gastrique en sépare plus ou moins abondamment la nucléine, substance non albuminoïde à fonction acide et que l'on rencontre dans le noyau des cellules animales et végétales, ainsi que dans les bactéries et les levures dénuées de noyaux, le pus, le sperme, etc..... La nucléine est riche en azote et en phosphore, d'où il résulte que les nucléoalbumines contiennent du phosphore.

Troisième famille (Globulines et fibrines). Cette famille comprend :

La vitelline ;

Les substances fibrinogènes ;

La globuline du cristallin ;

La sérum globuline ou hydropisine ;

La globuline des globules rouges ;

La globuline végétale ;

La fibrine du sang et la fibrine végétale, etc.

Les seules globulines nous intéressant sont la sérum globuline et la globuline des globules sanguins.

L'on a aussi rangé dans les globulines, pour l'analyse des urines, les séro-syntonines, mais nous verrons que les syntonines constituent une famille à part et bien différente.

Quant aux *fibrines*, la seule que l'on puisse rencontrer dans les urines est celle du sang ; mais nous verrons ultérieurement qu'on la sépare mécaniquement des liquides au sein desquels elle se trouve ; aussi ne nous étendrons-nous pas davantage à ce sujet.

Caractères généraux des globulines.

Ce sont des albuminoïdes *insolubles*, mais se dissolvant dans les solutions au 1/5° ou au 1/10° de chlorures alcalins ; les solutions salines qui en résultent sont coagulables par la chaleur et les acides organiques faibles, lesquels ne les redissolvent pas. Les solutions *concentrées* de chlorure de sodium, de sulfate de magnésie et de sulfate d'ammoniaque les précipitent.

Globulines urinaires.

C'est Hoppe-Seyler qui généralisa le nom de *globuline*, attribué d'abord par Berzélius à la matière albuminoïde, qui forme la trame incolore du globule sanguin, et qui l'a appliqué aux substances protéiques insolubles dans l'eau, mais solubles à la faveur des chlorures.

Nous n'envisagerons que deux globulines susceptibles d'être recherchées dans les urines :

1° La *sérum globuline* ou *hydropisine* ou *paraglobuline*, qui est la globuline *du sérum* du sang ;

2° La *globuline* proprement dite, qui est le type auquel on peut ramener toutes autres globulines.

On rencontre bien rarement des globulines autres que celle du sérum. En revanche, celle-ci s'y trouve presque toujours concurremment avec la sérine.

La *sérum globuline* a été identifiée avec la *paraglobuline* de Khüne, la *substance fibrinoplastique* de Schmidt et l'*hydropisine* de Gannal, qui se trouve toujours en forte proportion dans les liquides ascitiques et pleurétiques.

Elle accompagne toujours la sérine, *même dans les urines brightiques*, mais il n'est possible de la déceler par les réactifs que dans les urines très albumineuses (contenant au minimum 3 à 4 grammes d'albumine par litre, résultat de nos observations) ; dans les urines contenant 2 à 3 grammes par litre, l'on n'en décèle, dans la majorité des cas, que des traces à peine sensibles. Donc, même dans les urines brightiques, il existe une globuline, et nous verrons que l'ignorance de ce fait peut donner lieu à des déductions erronées.

La sérum globuline jouit des mêmes propriétés générales que les autres globulines ; elle n'en diffère que par l'action de l'acide carbonique qui la précipite beaucoup plus difficilement surtout en solution neutre. C'est d'ailleurs sur ce fait qu'est basée la séparation préalable des globulines et albuminoses par l'acide carbonique précédant la recherche de l'hydropisine dans les liquides ascitiques.

Elle comprend les *glutinogènes* ou *collagènes*, mais comme elle ne présente absolument aucun intérêt, nous la passerons sous silence.

Cette famille comprend :

Les kératines de la corne, de l'épiderme, etc. ;

Les matières colloïde et amyloïde ;

La séricine de la soie ;

La mucine et matières mucoïdes.

Ce sont des substances insolubles, inattaquables par les acides étendus, les sucs digestifs et les carbonates alcalins. Elles ne se dissolvent pas dans l'eau par une longue ébullition, non plus que dans l'acide acétique.

La *mucine* seule est importante à connaître, car l'on a confondu cet albuminoïde avec les globulines, malgré les différences bien tranchées qui l'en séparent.

L'on appelle *mucine* l'albuminoïde produit par les glandes et les surfaces muqueuses et qui donne au mucus sa consistance spéciale.

Elle se gonfle dans l'eau *sans s'y dissoudre,* d'où la consistance visqueuse qu'elle communique aux liquides qui en renferment, et par conséquent l'extrême lenteur avec laquelle se fait la filtration de ces liquides. Disons à ce propos qu'une filtration lente doit toujours, dans une analyse d'urine, éveiller l'attention du chimiste ; en ce cas, la recherche de la *mucine* s'impose (ne pas oublier, toutefois, que beaucoup d'autres causes peuvent diminuer la fluidité de l'urine). Au contraire, une urine fluide et dont la filtration s'effectue normalement, ne contient jamais de mucine.

La mucine est soluble dans les alcalis ; les acides la précipitent, un excès d'acide minéral la redissout, mais non un excès d'acide acétique ; d'où l'emploi de ce dernier acide pour la précipiter de ses solutions.

La chaleur ne la coagule pas ; en revanche, l'alcool la coagule, et le coagulum est soluble dans l'eau. Le sel marin et le sulfate de magnésie en poudre finissent par séparer la mucine de ses solutions, mais la précipitation est plus difficile et plus longue que pour les globulines.

Elle réduit la liqueur cupropotassique en présence des alcalis, mais sans qu'il se précipite d'oxydule cuivreux (ce fait est important dans la recherche de traces de sucre par la liqueur de Fehling ; il faut alors déféquer l'urine par l'extrait de saturne).

Il est facile de comprendre maintenant combien est étrange l'idée de vouloir ranger la mucine parmi les globulines.

Ajoutons que la *véritable mucine*, c'est-à-dire celle des glandes muqueuses, ne se rencontre dans l'urine qu'assez rarement, mais presque toujours dans les urines contenant des éléments biliaires.

Nous parlerons plus loin de la mucine du prétendu *mucopus*, et nous verrons qu'elle diffère essentiellement, par sa *constitution chimique et par son origine,* de la mucine dont il vient d'être parlé ; nous traiterons en même temps de la *pyine.*

Auparavant, disons quelques mots de la sixième et dernière famille de Gautier.

Sixième famille. Dérivés immédiats de transformation des matières albuminoïdes. Dans cette famille sont rangés les principaux termes encore albuminoïdes provenant des transformations que subissent les albuminoïdes dont il vient d'être parlé sous l'influence de l'eau, aidée des alcalis ou des acides faibles, ou sous celle des ferments digestifs.

Ces substances, que l'on a appelées à tort des albuminates, sont insolubles dans l'eau pure et solubles dans les acides et les alcalis affaiblis. Leur solution précipite par les sels neutres en excès (chlorure de sodium, sulfate de magnésie), comme le font les globulines, mais elles ne sont pas coagulées par la chaleur. Cette famille comprend :

Les albuminoses ou alcalialbumines ;

Les syntonines ou acidalbumines ;

Enfin, les propeptones ou albumoses et les peptones.

Albuminoses ou alcalialbumines. Résultent de l'action des alcalis étendus sur les albuminoïdes des trois premières familles. Leurs solutions dans les alcalis affaiblis sont précipitées par les acides étendus et même l'acide carbonique.

Syntonines ou acidalbumines. Résultent de l'action des acides affaiblis sur les substances albuminoïdes ; sont très solubles dans les acides minéraux très dilués, mais insolubles dans les carbonates et phosphates alcalins, à l'inverse des albuminoses.

Propeptones ou albumoses et peptones. Quelques auteurs englobent sous la dénomination de *syntonines* les albuminoses et les acidalbumines, désignant celles-ci sous le nom de *syntonides.*

Viennent enfin, dans la sixième famille, les propeptones et les peptones, qui résultent de l'action des *ferments digestifs* aidés des acides ou des bases sur les matières protéiques.

Les *propeptones* précipitent à froid par l'acide azotique, le précipité est soluble à chaud et reparaît à froid ; le ferrocyanure acétique les précipitent également.

Quant aux *peptones*, elles ne précipitent par aucun de ces réactifs ni par le sulfate de magnésie, mais bien par l'acide picrique et par le réactif de Tauret (les précipités se redissolvent à chaud).

La présence des peptones dans les urines est toujours liée à une suppuration et paraît due surtout à la destruction des leucocytes.

M. G. Mercié, page 90 de son *Guide pratique pour les analyses d'urine*, confond les *peptones* avec les *albuminoses* dans son tableau des réactions différentielles des albuminoïdes. Nous venons de voir que si ces deux catégories de produits de transformation entraient dans la même famille, il importe néanmoins de ne pas les confondre absolument, car en chimie analytique on décèle les uns et les autres par des moyens bien différents.

Nous verrons que les syntonines, les albuminoses et les albumoses constituent dans la recherche des globulines une gêne à peu près insurmontable.

Provenance des albumines urinaires

—

Les albuminoïdes que l'on rencontre dans les urines ont deux origines : 1° *Le sang* ; 2° *le pus*.

Albumines du sang. Leur présence dans les urines constitue les albuminuries proprement dites ; toutefois, toute albuminurie est caractérisée par la continuité de l'excrétion de l'albumine. Celle-ci peut, en effet, apparaître dans les urines passagèrement et en proportion le plus souvent infinitésimale *(traces)* à la suite de fatigue occasionnée par des exercices violents ou par une marche forcée, de refroidissement, et sous l'influence d'autres causes encore mal déterminées ; c'est là, d'ailleurs, un fait que l'on observe pour ainsi dire journellement ; mais il n'y a pas là, à proprement parler, albuminurie, car en ce cas la présence de l'albumine dans les urines ne correspond à aucun état pathologique déterminé.

Quant aux différentes causes qui peuvent provoquer le passage des albumines à travers les reins, nous ne ferons que les rappeler brièvement. Ce sont :

1° Les lésions du parenchyme rénal (*maladie de Bright* ou *néphrite albumineuse*) ;

2° L'augmentation de la pression artérielle dans les glomérules de Malpighi, par suite de la compression des veines causée par la pression de l'utérus gravide, par la difficulté de la circulation dans les affections cardiaques, par les tumeurs, etc. :

3° L'action des toxines microbiennes sur le rein dans les maladies infectieuses (choléra, diphtérie, scarlatine, fièvre typhoïde, etc.), ou une modification du plasma sanguin comme dans le diabète, les empoisonnements par le phosphore et le plomb, etc.

Toutes ces albuminuries sont caractérisées par le passage dans les urines des *deux* albumines du sérum sanguin, savoir : la *sérumalbumine* ou *sérine* et la *sérumglobuline* ou *paraglobuline*.

Elles peuvent exister, à vrai dire, en proportions variables, mais c'est toujours la sérine qui domine, et il résulte de nos expériences qu'il est presque toujours impossible de mettre la sérumglobuline en évidence dans les urines ne contenant pas plus de 2 grammes d'albumine par litre. Tout récemment encore, dans une urine contenant 2 gr. 19 d'albumine, nous n'avons pu déceler que des traces de paraglobuline si faibles qu'elles seraient certainement passées inaperçues à un œil peu exercé. Elle ne devient guère dosable qu'à partir de 4 grammes d'albumine totale par litre ; il suffit pour la séparer de saturer de sulfate de magnésie l'urine *préalablement neutralisée* (car la sérine est précipitée par le même sel en urine acide) ; seulement, il convient de se rappeler que les *albuminoses* et les *syntonines* précipitent aussi par le sulfate de magnésie ; mais ces albuminoïdes sont rares dans les urines, il est vrai.

Donc, voilà déjà un fait bien établi : dans toute albuminurie *(voire même brightique)* il existe une *globuline*, celle du sérum sanguin, en très faible proportion, il est vrai, par rapport à la sérine et qu'il n'est possible de déceler par les réactifs des globulines que dans les urines *très albumineuses*. Dès lors, il nous est facile d'expliquer une de ces contradictions de faits plus apparentes que réelles qui n'ont pas peu contribué à l'éclosion de la théorie qui veut que les sérines et les globulines puissent exister isolément dans les urines et soient, par suite, caractéristiques de telle ou telle albuminurie ;

Un chimiste peu éclairé et imbu du préjugé d'après lequel la *sérine* existerait *seule* dans les urines brightiques n'hésitera pas à conclure à l'absence de globuline dans une urine *peu albumineuse*, parce qu'il n'aura pu parvenir à y déceler la moindre trace de globuline ; que la proportion d'albumine vienne à s'élever chez le même malade de façon à atteindre le chiffre de 5 à 6 grammes par litre, il n'éprouvera alors nul embarras à constater la présence simultanée de *sérine* et d'une *globuline*, et en vertu du préjugé susdit, il conclura triomphalement de ce fait que l'albumine n'est que *partiellement brightique*. Nous montrerons ultérieurement que l'erreur est encore plus grave si l'on s'avise de faire agir le sulfate de magnésie sur l'urine préalablement acidifiée, ou même naturellement acide.

Mais, d'autre part, dans toute albuminurie, *même non brightique*, il y a de la sérine ; et quant à nous, nous en avons toujours trouvé. Nous ajouterons que la présence dans les urines *des globulines seules* nous paraît bien difficilement admissible : comment admettre en effet que la globuline du sérum puisse seule filtrer à travers le rein à l'exclusion de la sérine ? Il faudrait pour cela que celle-ci subît une transformation qui l'empêchât de traverser le rein, ce qui est contraire à tous les faits observés ; et d'ailleurs on sait que la sérine est le principal albuminoïde du sérum sanguin ; par conséquent, il est logique de toujours la rencontrer. Nous maintenons, quant à nous, que nous avons toujours et constamment trouvé de la *sérine* en opérant strictement selon les règles la différenciation des albumines. Et même, dans le cas d'extravasion de sang dans les urines, il est clair que l'on devra trouver les albumines du sérum en même temps que celles des globules.

Albumines du pus. Toute urine qui contient du pus contient également de l'albumine ; or, les albumines du pus, en dépit de ce que l'on a pu prétendre en ces derniers temps, sont *chimiquement identiques* aux albumines du sang. De même que celui-ci, le pus se compose de deux parties : les globules ou leucocytes et une partie liquide ou *sérum du pus*. Leucocytes et sérum sont au total moins riches en albuminoïdes que les globules et le sérum sanguins ; mais il ressort de toutes les analyses qui en ont été faites et publiées jusqu'à ce jour, que le sérum du pus contient une *sérumglobuline* et une *sérumalbumine* (celle-ci dominant proportionnellement comme dans le sang) et que les leucocytes eux-mêmes contiennent, à côté des globulines, une certaine proportion d'albumine comparable ou identique à l'albumine du sérum ; (toutefois, dans toute urine purulente, les albuminoïdes des leucocytes n'entrent pour ainsi dire pas en ligne de compte).

Inutile de faire remarquer que l'assertion qui voudrait faire admettre que le pus *ne contient que des globulines* n'est étayée par aucun fait sérieux. Nous avons analysé bien des urines purulentes, et *toujours* nous avons constaté la présence de la sérine. Quant à la *sérumglobuline*, elle est encore plus rarement facile à déceler que dans les albuminuries dont il a été parlé plus haut, ce qui est facile à comprendre si l'on songe à la proportion relativement faible d'albumine que l'on rencontre dans les urines les plus purulentes. Mais il ne faut pas perdre de vue que si, dans la majorité des cas, l'on ne constate que des traces d'albumine, il arrive quelquefois que celle-ci est dosable, car elle est en raison directe de la quantité de pus. Chez une malade dont les urines abandonnaient par le repos un dépôt de pus très volumineux, nous avons trouvé jusqu'à *1 gr. 42* d'albumine par litre ; *cette albumine n'a pu être caractérisée en totalité que comme sérine* (il est vrai que, d'autre part, l'acide acétique donnait lieu à un volumineux coagulum de *mucine* qu'il ne nous est jamais venu à l'idée de prendre pour de la globuline) ; or, la malade en question ne présentait aucun des symptômes cliniques du mal de Bright (nous tenons le renseignement du médecin qui a soigné la malade) ; cette *sérine* était donc le fait de l'énorme proportion de pus éliminée avec les urines.

Un blennorrhagique en pleine période aiguë fournissait 0 gr. 69 d'albumine par litre d'urine, également de la *sérine*, et imputable uniquement au pus uréthral ; cette urine, traitée par l'acide acétique, ne fournissait pas le moindre louche, d'où absence complète de mucine, et d'autre part nous ne pûmes parvenir à déceler nettement la plus petite trace de globuline.

Mucine du pus et pyine.

Nous allons maintenant parler de la prétendue mucine du pus et de la pyine.

L'on constate très souvent, *mais non toujours*, la présence dans les urines purulentes d'un albuminoïde paraissant absolument identique, au premier abord, à la mucine du mucus ; on dit alors que l'urine contient du *muco-pus*. Quelquefois on y peut déceler aussi un autre albuminoïde particulier au pus et à laquelle Gütterbock a donné le nom de *pyine*. On différencie bien rarement ces deux albuminoïdes et l'on se contente en général de les précipiter en bloc par l'acide acétique à froid (cette propriété d'être précipitées à froid par l'acide acétique cristallisable constitue même un des caractères qui les séparent nettement des globulines) ; leur différenciation, d'ailleurs, ne saurait présenter un intérêt bien palpitant pour le diagnostic. Disons toutefois que, pour séparer la pyine de la mucine, il suffirait de traiter le précipité par l'eau qui ne dissoudrait que la première.

Mais ce ne sont pas là des éléments constants du pus, car nous avons eu souvent affaire à des urines très purulentes qui ne contenaient pas la moindre trace de pyine ni de mucine. Pour celle-ci, il suffisait, pour expliquer le fait, d'admettre que, provenant des glandes ou des surfaces muqueuses, elle ne se rapportait qu'au mucus et non au pus ; pour la pyine, la chose était moins facile à comprendre, si l'on considère que la présence de cet albuminoïde n'avait jamais été signalée que dans des urines *purulentes* et seulement dans des cas isolés.

Aussi, la pyine a-t-elle été considérée jusqu'ici comme un albuminoïde particulier que l'on n'a pu ranger dans aucune famille ; elle diffère essentiellement, par ses réactions, des albumines, des globulines, des collagènes, des caséines, etc... M. Vicario dit que l'on a fait de la pyine et des propeptones un groupe particulier appelé *peptines* (albuminoïdes incomplets). A. Gautier, dans sa *Chimie appliquée à la physiologie*, édition 1874, va jusqu'à dire que la pyine de Gütterbock *paraît* être un mélange d'hydropisine et de sérine et cela après avoir fait remarquer que ce qui la distingue de l'albumine est la propriété d'être précipitée par l'acide acétique ; or, dans son *Cours de chimie biologique*, édition 1892, le même auteur reste absolument muet sur cette même pyine, et la plupart des autres traités spéciaux n'en disent pas davantage.

En somme, comme on le voit, l'on ne possède que des données très restreintes et très incertaines sur la *pyine* ainsi que sur les circonstances qui font qu'elle puisse se rencontrer en proportion plus ou moins notable dans telle urine purulente et faire totalement défaut dans telle autre.

Or, en ces derniers temps, M. Leidié, professeur agrégé à l'Ecole de pharmacie de Paris, entreprit une étude approfondie des urines purulentes et, dans le *Journal de pharmacie et de chimie*, du 1er août 1896, nous trouvons, en même temps qu'un exposé très détaillé de ses opérations de laboratoire, les conclusions qu'il a été amené à en déduire sur l'origine et la nature de la *mucine* du pus et de la *pyine*. M. Leidié a fait porter ses recherches : 1° sur l'urine séparée des leucocytes par filtration : 2° sur les leucocytes eux-mêmes : et, par ces deux voies, il est arrivé aux mêmes déductions.

Il opéra d'abord sur des urines purulentes acides, *immédiatement après leur émission ;* et, dans ces conditions, il ne put mettre en évidence qu'une *sérumglobuline* et une *sérumalbumine*, c'est-à-dire les albumines normales du sérum du pus ; quant à l'action de l'acide acétique sur l'urine, elle était nulle, d'où M. Leidié conclut qu'il n'existe ni *pyine* ni *mucine* dans le sérum du pus normal.

Les mêmes opérations furent répétées, d'une part, avec les mêmes urines purulentes abandonnées à elles-mêmes un certain temps après l'émission (c'est-à-dire alors qu'elles avaient commencé à subir la fermentation ammoniacale) et, d'autre part, sur les leuco cytes séparés par le filtre.

C'est alors qu'il constata la présence, dans l'urine, de *pyine* et de *mucine* précipitables par l'acide acétique ; quant aux leucocytes, il en isola les mêmes albuminoïdes en les traitant par une solution de chlorure de sodium et de carbonate neutre d'ammoniaque.

Ici nous ne pouvons mieux faire que de reproduire les conclusions de M. Leidié, telles que nous les trouvons formulées :

« L'albuminoïde connu sous le nom de *pyine* n'est pas une variété
« d'albumine ; c'est un *alcalialbumine* analogue aux corps *qui*
« *prennent naissance dans l'action des alcalis sur les matières pro-*
« *téiques telles que les globulines et les sérines* : elle est, en effet,
« soluble légèrement dans l'eau pure quoi qu'on en ait dit, faci-
« lement soluble dans les solutions de carbonate de soude et de
« chlorure de sodium à 1 %, insoluble dans les dissolutions
« neutres et saturées de sulfate de magnésie, de sulfate d'ammo-
« niaque et de chlorure de sodium ; tous caractères qui auraient
« pu la faire prendre pour une *globuline*. Mais elle est *incoagulable*
« *par la chaleur, ce qui est un caractère distinctif capital* ».

Voici maintenant pour la prétendue *mucine* du pus :

« La portion qui résiste à l'action dissolvante du carbonate de
« soude à 1/100° *n'est pas de la mucine;* car, bouillie avec les acides
« minéraux étendus, elle ne donne pas d'hydrate de carbone réduc-
« teur de la liqueur cupropotassique, *ce qui est par définition le*
« *caractère essentiel des mucines*. Mais cette matière, dans les eaux
« de lavage de laquelle on ne décèle pas la présence de phosphates,
« se décompose par ébullition avec de l'eau chargée d'un acide
« minéral ou d'un alcali caustique en donnant une dissolution qui
« renferme, outre un acide albumine ou un alcali albumine sui-
« vant les cas, un *ortophosphate* directement précipitable par les
« réactifs de l'acide phosphorique : *or, ce sont là les caractères*
« *essentiellement distinctifs d'une nucléoalbumine*.

« En résumé, ce que l'on a appelé pyine est un *alcali albumine ;*
« ce que l'on a appelé mucine des urines purulentes, ayant subi la
« décomposition ammoniacale, est une *nucléoalbumine* ».

Enfin, en ce qui concerne la *mucine* des urines acides et non purulentes provenant du prétendu mucus de la vessie, M. Leidié dit en terminant que « c'est un mélange où domine une *globuline* qui s'est précipitée sous l'influence de l'acidité urinaire » ; il est bien évident, d'ailleurs, que cette dernière *mucine* n'a rien de commun avec celle des urines purulentes et qu'elle existe même dans les urines normales où elle constitue ce nuage qui se forme par le repos.

Si nous nous sommes un peu étendus sur le remarquable travail de M. Leidié, c'est que les conclusions qui en découlent et que nous venons d'exposer, nous paraissent d'une importance considérable. Dès maintenant, il paraît démontré que la *pyine* et la prétendue *mucine* des urines purulentes ne sont que des produits de transformation des albuminoïdes du pus (alcalialbumine et nucléoalbumine), transformation qui s'opère en même temps que la fermentation ammoniacale de l'urine. Et en ce qui concerne particulièrement la mucine, elle est bien différente de la mucine *vraie* en ce qu'elle est incapable de fournir un hydrate de carbone réducteur et que, d'autre part, elle contient du *phosphore*, ce qui la rapproche des *nucléoalbumines*.

L'on remarquera enfin que M. Leidié insiste sur ce fait qu'un albuminoïde *incoagulable par la chaleur* (et c'est le cas des albuminoïdes en question) ne saurait être pris pour une *globuline*.

Ce qui est certain, nous le répétons encore une fois, c'est que les albuminoïdes dont il vient d'être parlé ne sont pas des éléments constants du pus, et la théorie de M. Leidié nous paraît pour le moins très vraisemblable. L'expérience d'ailleurs est très facile à réaliser ; nous l'avons faite avec une urine *purulente* qui, au moment où elle nous fut remise, ne donnait pas le moindre louche avec l'acide acétique. Cette urine fut abandonnée à elle-même jusqu'au lendemain, et nous constatâmes alors des *traces très nettes de la mucine en question*.

Réactions usuelles des globulines

Nous allons maintenant passer en revue les principales réactions qui servent à déceler les globulines dans les urines.

Ces réactions sont au nombre de cinq, savoir :

1º Non-rétractilité des globulines après coagulation par le réactif d'Esbach ou la chaleur ;

2º Coagulation par l'action successive de l'ammoniaque et de l'acide acétique ;

3º Précipitation par l'acide carbonique gazeux ;

4° Réaction d'Edlefsen ;

5° Précipitation par le sulfate de magnésie.

Non-rétractilité des globulines. L'on a prétendu que les globulines après coagulation par la chaleur ou le réactif citropicrique d'Esbach *ne se rétractaient pas*, c'est à-dire ne se prenaient pas en flocons pour tomber ensuite au fond du tube comme cela se produit avec les sérines.

C'est là un caractère auquel il convient de n'accorder qu'une confiance très limitée. Nous pensons, quant à nous, avec le professeur A. Gautier, que la quantité d'albumine, la réaction plus ou moins acide de l'urine ainsi que la richesse de celle ci en sels sont autant de circonstances capables d'influer sur la rétraction de l'albumine, et nous avons d'excellentes raisons de penser ainsi. Ce qui est certain, en tout cas, c'est que ce caractère de non-rétractilité n'appartient pas à la *sérumglobuline* qui, elle, se rétracte parfaitement quel que soit le mode de coagulation employé.

Quant aux autres globulines, elles se rétractent également très bien quand on les coagule par la chaleur en présence du sulfate de soude ; or nous rappellerons que pour déceler une faible proportion d'albumine, l'on se voit très souvent obligé d'additionner l'urine d'une petite quantité de ce sel (voir ci-dessus Chap. I).

Rappelons encore que la présence de l'*antipyrine* dans l'urine entrave plus ou moins complètement la rétractilité de la *sérine* elle-même par le réactif d'Esbach (ce qui rend d'ailleurs impossible le dosage par l'albuminimètre).

Enfin, les globulines n'existent jamais qu'en faible proportion dans l'urine ; or, il résulte des nombreuses expériences auxquelles nous nous sommes livrés, qu'une quantité de *sérine* inférieure à *0 gr. 15 par litre* est absolument incapable de se rétracter, et l'on ne constate guère la rétractilité que pour une proportion minima de *0 gr. 20* d'albumine par litre.

D'où il appert que le phénomène de la non-rétractilité des globulines, en admettant qu'il soit réel, ne saurait être considéré dans la pratique que comme un caractère de mince valeur.

Action successive de l'ammoniaque et de l'acide acétique. Cette réaction repose sur ce fait signalé par M. Yvon que ni l'ammoniaque ni l'acide acétique employés séparément ne précipitent la globuline, mais que la précipitation a lieu si l'on fait agir ces deux réactifs l'un après l'autre.

M. Yvon dit que l'on peut commencer indifféremment par l'un ou par l'autre, le second réactif ajouté devant neutraliser le premier.

Nous conseillons de commencer par l'ammoniaque et d'ajouter ensuite l'acide acétique ; car, en opérant dans l'ordre inverse, il arrive presque toujours que la neutralisation parfaite étant difficile à réaliser du premier coup, l'on ajoute un excès d'ammoniaque, ce qui a pour effet de déterminer la précipitation des phosphates. Voici, du reste, comment il convient d'opérer : ajouter à l'urine quelques gouttes d'ammoniaque jusqu'à réaction alcaline ; les phosphates se précipitent. Verser alors goutte à goutte l'acide acétique étendu de deux ou trois fois son volume d'eau et en agitant jusqu'à ce qu'une goutte de réactif détermine la redissolution complète des phosphates : en cas de présence de globuline, l'on observe alors un louche plus ou moins marqué qui se fait toujours assez lentement. Il convient de remarquer qu'au moment où la redissolution des phosphates est complète, la réaction est légèrement acide, les phosphates n'étant jamais complètement dissous quand la neutralisation a lieu. Cette légère acidité ne présente aucun inconvénient si l'urine ne contient pas de mucine; dans le cas contraire, cette réaction n'est guère applicable. Il est donc tout à fait capital de s'assurer que l'urine ne contient pas de mucine.

Cette réaction nous a donné parfois d'assez bons résultats avec des urines *sanguinolentes* ou *hémoglobinuriques*, mais elle ne nous paraît mériter qu'une confiance relative ; car, selon nous, il n'est pas certain que ce soit la *globuline* des globules qui soit précipitée de la sorte, et il convient de remarquer que l'*hémoglobine*, elle, est rangée dans la même famille que la sérine. En tout cas, cette réaction ne saurait être considérée comme une réaction générale des globulines, car elle ne s'applique pas à la *sérumglobuline*; et toutes les tentatives que nous avons faites dans le but de précipiter cette dernière par ce procédé ont complètement échoué.

Réaction d'Edlefsen. Elle consiste à étendre l'urine filtrée et parfaitement limpide de 15 à 20 fois son volume d'eau et à ajouter une goutte d'acide acétique. S'il y a de la globuline, il se forme, *paraît-il,* immédiatement un trouble ou un précipité. Elle repose apparemment sur la propriété qu'ont les globulines d'être précipitables par les acides organiques faibles, et la dilution de l'urine par 15 ou 20 fois son volume d'eau est là probablement pour *affaiblir* l'acide qui sera ajouté ultérieurement ; seulement, il est à remarquer d'autre part que, par le fait même de cette dilution, la réaction ne peut forcément que perdre en netteté. Quoi qu'il en soit, nous avouons pour notre part n'avoir jamais pu la réaliser ; aussi, ne nous inspire-t-elle nulle confiance.

Bien entendu, il est inutile de l'essayer lorsque l'urine contient de la *mucine.*

Voilà assurément le meilleur réactif de la globuline ; le seul inconvénient du procédé est qu'il exige du temps. Il consiste à faire passer un courant d'acide carbonique gazeux dans l'urine parfaitement limpide et *neutre* (si l'urine était acide, en effet, la *sérumglobuline* pourrait aussi être précipitée, or c'est ce qu'il faut éviter pour la caractériser ensuite séparément par le sulfate de magnésie ; d'autre part, si l'urine est alcaline, il faut la neutraliser exactement par acide acétique dilué et filtrer).

Si, au bout de *deux heures*, l'urine est restée limpide, l'on peut conclure à l'absence de globuline. Cette réaction est employée couramment dans l'analyse des liquides ascitiques et pleurétiques, lesquels, étant généralement à réaction alcaline, contiennent toujours des *albuminoses ;* or, ces dernières sont également précipitées par l'acide carbonique, et c'est là une entrave à la caractérisation de la globuline. Bien entendu, il peut aussi y avoir des *albuminoses* dans les urines alcalines ; aussi, convient-il en ce cas de faire des réserves et de conclure simplement à la présence ou l'absence de *globuline et albuminoses.*

La précipitation par le sulfate de magnésie est assurément la réaction la plus couramment utilisée pour déceler les globulines ; d'ailleurs, c'est la seule à laquelle on puisse avoir recours pour la *sérumglobuline.* Elle est d'une exécution peu compliquée et le résultat est à peu près immédiat.

Malheureusement, c'est elle qui certainement détient le *record* parmi les réactions qui ont le plus contribué à embrouiller la question des albumines urinaires ; grâce à elle l'on en est arrivé à trouver de la globuline là même où il n'y en a pas et à prétendre qu'il n'y avait que de la globuline dans le pus et l'urine des gravidiques, etc. C'est que cette réaction exige certaines précautions sans lesquelles souvent le résultat obtenu est tout l'opposé de celui qu'elle aurait dû fournir.

Tout d'abord, il y a deux façons d'opérer :

1° Avec une solution saturée de sulfate de magnésie. On ajoute à l'urine un volume de cette solution égal au sien, on agite et l'on abandonne le mélange à lui-même pendant quelque temps, car, quand il n'y a que de très faibles proportions de globuline, la précipitation se fait presque toujours lentement ;

2° Avec le sulfate de magnésie cristallisé. On *sature* l'urine de sulfate de magnésie en agitant jusqu'à ce que quelques cristaux de sel restent en excès. Ce *modus operandi* est préférable au premier, et cela pour deux raisons : d'abord, il assure mieux la précipitation *complète* de la globuline et, au moment où la saturation de l'urine est réalisée, toute la globuline est déjà coagulée et forme des flocons au sein du liquide ; en outre, on apprécie mieux l'importance de la proportion de globuline existant dans l'urine, car il est évident que si l'on opère avec la solution de sulfate de magnésie, l'urine se trouve par là même étendue et paraît à première vue moins riche en globuline qu'elle n'est en réalité ; en d'autres termes, des *traces très notables,* par exemple, n'apparaîtront plus dans le mélange que comme des *traces légères.*

Le chlorure de sodium jouit de la même propriété que le sulfate de magnésie, aussi peut-on le substituer à ce dernier.

Les erreurs qui ont été commises par l'emploi de ce procédé ont deux causes :

1° Le sulfate de magnésie précipite toutes les globulines indistinctement et par conséquent la sérumglobuline ; or, celle-ci existe en proportion plus ou moins appréciable, *mais toujours* concurremment avec la *sérine,* même dans l'albuminurie brightique. D'où des interprétations erronées dues à ce fait que nous avons déjà cité, à savoir qu'une urine *très albumineuse* donnera un coagulum avec le sulfate de magnésie, tandis qu'une autre urine *peu albumineuse* ne donnera pas de traces appréciables de globuline.

2° *La sérine est précipitée par le sulfate de magnésie en présence de l'acide acétique ou de l'acide phosphorique,* mais non en liqueur neutre ; or, c'est là un point que beaucoup paraissent avoir complètement oublié. Du reste, ce caractère de la sérine est très facile à constater, on y parvient de deux façons : il suffit de saturer de sulfate de magnésie, comme il est dit plus haut, une urine très albumineuse préalablement additionnée de quelques gouttes d'acide acétique ; au fur et à mesure que l'on ajoute le sel, il se fait un coagulum de plus en plus volumineux qu'on laisse se rassembler pendant demi-heure environ : l'urine filtrée ne donnera plus le moindre louche par la chaleur ou par les réactifs de l'albumine, si la saturation a été complète.

L'expérience est encore plus probante si l'on acidifie l'urine *après* l'avoir saturée de sulfate de magnésie (qui a d'abord coagulé la sérumglobuline) ; l'on ajoute de l'acide acétique ou de l'acide phosphorique goutte à goutte, et l'on voit alors la sérine se précipiter.

Nous avons fait et refait bien des fois cette expérience ; et, tout récemment encore, avec une urine qui contenait 5 gr. 88 d'albumine par litre, nous avons opéré comme suit : à 50 centimètres cubes d'urine nous avons ajouté du sulfate de magnésie en excès, puis six gouttes d'acide acétique cristallisable, et nous avons répété l'opération sur le même volume d'urine avec six gouttes de solution officinale d'acide phosphorique. Le tout fut abandonné jusqu'au lendemain ; après filtration, nous n'obtînmes, ni d'un côté, ni de l'autre, le moindre louche par la chaleur pas plus que par le réactif de Tanret.

Il y aurait même là un procédé de dosage de l'albumine *aussi sûr* que la coagulation par la chaleur en présence du sulfate de soude et qui dispense absolument de faire intervenir la chaleur ; mais, en raison de l'état de saturation de l'urine, la filtration à froid se fait lentement. En tout cas, si l'on dosait l'albumine par ce procédé, il va sans dire que les lavages devraient être faits à l'*eau chaude*, (car l'eau froide redissoudrait l'albumine) et ce jusqu'à disparition de toute trace de sulfate de magnésie.

Eh bien ! n'est-il pas étrange après cela de voir formulée, dans des traités spéciaux d'analyse des urines, la recommandation d'*acidifier l'urine avant d'ajouter le sulfate de magnésie !*

Et c'est là, il faut bien le reconnaître, une circonstance atténuante pour le praticien qui, confiant dans le *modus operandi* décrit et jugeant superflu d'en vérifier les avantages ou d'en rechercher les défauts, croit très sérieusement avoir affaire à de la *globuline,* alors qu'en réalité il ne précipite que de la vulgaire *sérine.* Nous citons : page 169 de son *Manuel clinique de l'analyse des urines, 4º édition,* M. Yvon dit textuellement : « *Le sulfate de magnésie ne précipite pas l'albumine de l'œuf* (c'est-à-dire la sérine) *en solution neutre ou alcaline ou en présence de l'acide phosphorique, mais la précipitation a lieu si la liqueur est traitée par l'acide acétique* ».

Et d'abord, M. Yvon commet une première faute en prétendant que la précipitation n'a pas lieu en présence de l'acide phosphorique, car nous venons de démontrer le contraire, et, du reste, il suffit, pour s'en convaincre, de consulter n'importe quel traité de chimie biologique.

Puis, plus loin, page 190, le même auteur recommande d'*acidifier l'urine par l'acide acétique et mieux par l'acide phosphorique* pour la recherche des globulines à l'aide du sulfate de magnésie. En réalité, l'acide phosphorique ne vaut pas mieux que l'acide acétique, et il n'y a à tenir aucun compte du conseil.

En ce qui concerne le *Guide pratique de l'analyse des urines* de M. G. Mercier, nous relevons la même faute à la page 91 de cet ouvrage.

La sérine, nous le répétons une dernière fois, est précipitée *en présence des acides acétique et phosphorique* par le sulfate de magnésie ainsi que par les chlorure et sulfate de sodium et le chlorure de calcium, et c'est là en chimie biologique un des caractères des sérines.

Il nous est maintenant on ne peut plus aisé de comprendre comment, dans des urines purulentes par exemple, l'on n'ait pu déceler la *sérine,* ce qui, naturellement, a conduit à admettre qu'il ne s'y trouvait que des *globulines.* Suivons le chimiste dans ses opérations : il commence d'abord par rechercher la *pyine* et la *mucine* en additionnant l'urine d'acide acétique. Puis, après filtration de l'urine et *sans se soucier le moins du monde de la présence de l'acide ajouté,* il traite le *filtratum* par la solution magnésienne pour y déceler les *globulines,* s'il s'en trouve ; naturellement, dans ces conditions, *toute* l'albumine, *y compris la sérine,* se trouve précipitée de telle sorte qu'après filtration la chaleur ne trouve plus rien à coaguler, et alors, conclusion : *traces de globulines, absence de sérine.* Tandis que si les réactions avaient été faites convenablement, l'on aurait certainement décelé au contraire des *traces de sérine* et *très probablement pas de traces appréciables de globulines* (1).

Quant à la *pyine* et la *mucine,* on en fait aussi des *globulines.*

L'on voit le degré de confiance que méritent les résultats d'opérations ainsi conduites, ainsi que les déductions bizarres que certains ont cru pouvoir en tirer. On a prétendu que les procédés de séparation utilisés jusqu'ici étaient insuffisants et que le plus souvent la *globuline avait été prise pour de la sérine :* c'est le contraire qui est exact, et il n'est pas douteux que *bien souvent c'est la sérine qui a été prise pour de la globuline.* Quant aux procédés de séparation en usage, ils sont amplement suffisants, et il s'agit seulement de les appliquer convenablement.

En ce qui concerne l'albumine des *gravidiques,* des *typhiques,* etc..., elle est *exactement de même nature que celle des brightiques ;* seulement elle existe le plus souvent dans les urines en *proportion très faible (traces),* et c'est ce qui explique cette *non-rétractilité* dont

(1) Inutile de faire remarquer que la précipitation des phosphates par un alcali caustique, soi-disant dans le but de faciliter la précipitation de la *pyine* et de la *mucine,* ne change absolument rien au résultat et que la cause d'erreur résultant de l'addition ultérieure d'acide acétique n'en subsiste pas moins.

On a voulu faire un caractère distinctif. Nous avons eu affaire, nous, à une urine de *gravidique* contenant *1 gr. 86* d'albumine par litre et, dans ces conditions, la rétractilité *était parfaite*.

REMARQUE. — L'on a prétendu aussi que la globuline précipitée par le sulfate de magnésie ne se rassemblait pas au fond du liquide, mais flottait ou venait se rassembler à la surface ; la *sérine* précipitée par le même sel en présence des acides acétique ou phosphorique *présente absolument le même caractère,* surtout quand elle existe en faible proportion dans l'urine.

Disons enfin que les *syntonines* et la plupart des *propeptones* sont également précipitées par le sulfate de magnésie.

Différenciation des albumines. L'on peut opérer de deux façons :

Premier procédé. — C'est la marche suivie pour les liquides ascitiques et pleurétiques.

1° *L'acide acétique* détermine un précipité : *mucine, pyine* ;

2° Après filtration et *neutralisation,* on fait passer un courant d'acide carbonique pendant 2 heures ; on obtient un coagulum s'il y a *globuline et albuminoses* (pour les urines, si au bout de 3/4 d'heure ou 1 heure l'acide carbonique n'a rien donné, on peut conclure à l'*absence* de la globuline) ;

3° Filtrer et saturer par *sulfate de magnésie* cristallisé, qui précipite, s'il y en a, la *sérumglobuline* ou *hydropisine* (et aussi les *syntonines*) ;

4° L'urine filtrée et portée à l'ébullition abandonne la *sérine ;* ou bien encore il suffit d'ajouter un peu d'*acide acétique* qui, en présence du sulfate de magnésie, précipite immédiatement la *sérine* à froid.

S'il y a lieu de faire des dosages, on pèse les coagulum obtenus à chacune des opérations susdites.

Quant à la *fibrine,* on ne la rencontre que dans les urines *sanguinolentes,* de même d'ailleurs que les globulines autres que celle du sérum. Le filtre la sépare, mais s'il s'agissait de la doser, on la recueillerait sur un tamis de soie taré.

Ce procédé est suffisant ; mais il convient de ne jamais entreprendre la recherche des globulines dans l'urine *même naturellement* acide ; il faut toujours la neutraliser. Il est, en effet, reconnu aujourd'hui que l'acidité des urines est due en majeure partie aux *phosphates acides* qu'elles renferment, ou, ce qui revient au

.même, *à un excès d'acide phosphorique ;* l'on comprend dès lors que le sulfate de magnésie puisse déterminer la coagulation au moins partielle de la sérine, si on ne prend soin de neutraliser l'urine. Toutefois, nous devons ajouter qu'il résulte de nos expériences que ce phénomène ne se produit pas avec une urine *faiblement acide ;* mais avec les urines *franchement acides* nous avons au contraire observé souvent la coagulation de traces de *sérine* par addition de sulfate de magnésie.

Deuxième procédé. — Celui-ci est recommandé par M. Leidié :

Il consiste à précipiter les albuminoïdes en bloc en additionnant l'urine d'un excès d'alcool à 90°. Le précipité est recueilli de suite sur un filtre essoré, puis traité par une dissolution de chlorure de sodium à 1/100° qui le dissout en entier. Dans cette liqueur qui est neutre, on dissout alors du sulfate de magnésie à saturation ou du sulfate d'ammoniaque à 50 0/0. Les *globulines* seules se précipitent. On filtre et de la liqueur filtrée on précipite la *sérine* par la chaleur ou plus simplement en *rendant cette liqueur acide par l'acide acétique.* Les précipités formés par les *globulines* ou la *sérine* étant redissous dans une grande quantité d'eau, on peut caractériser ces albuminoïdes par leurs réactions particulières.

Ce procédé fournit d'excellents résultats et est même préférable au premier *(pour les urines s'entend,* car pour les liquides ascitiques il est inutilisable en raison de la forte proportion d'albuminoïdes qu'il faudrait précipiter par l'alcool et redissoudre dans la suite). Lorsqu'on en fera usage avec des urines sanguinolentes, il suffira, pour caractériser la globuline des globules, de faire intervenir *l'acide carbonique* dans le dernier temps de l'opération (c'est-à-dire après l'avoir précipitée par le sulfate de magnésie et redissoute en même temps que la *sérumglobuline.*

Recherche les peptones. Nous ne dirons que peu de chose de la recherche des *peptones*, les traités spéciaux fournissant, pour la plupart, d'assez bonnes indications à ce sujet.

Les peptones doivent toujours être recherchées dans l'urine *parfaitement exempte d'albumine,* condition indispensable à la réussite de la réaction du *biuret.* Quand l'urine ne contient ni alcaloïdes ni antipyrine, il est très facile de les déceler par le réactif de Tanret, après coagulation de l'albumine par la chaleur en présence du sulfate de soude, ou mieux *à froid* par addition de *sulfate d'ammoniaque* cristallisé *jusqu'à saturation ;* on obtiendra un précipité qui, si l'albumine a été coagulée par la chaleur, n'apparaîtra que par le refroidissement de la liqueur. Ce précipité se redissout par la chaleur ou par addition d'alcool. Les alcaloïdes et l'antipyrine donnant la même réaction, le réactif de Tanret est inutilisable en cas de présence de ces corps.

Voici maintenant deux procédés employés au laboratoire des cliniques de la Faculté de médecine de Bordeaux :

Premier procédé. — On commence par débarrasser l'urine des traces d'albumine qu'elle peut contenir en la saturant de sulfate d'ammoniaque (lequel précipite la *sérine même à froid et en liqueur neutre* ou *naturelllement acide).* La solution filtrée est traitée par une solution de sulfate de cuivre à 1/100e additionnée de *phospho-molybdate de soude* en solution acide. On obtient la réaction du biuret, c'est-à-dire une *coloration violacée.*

Deuxième procédé. — Lorsqu'on n'a pas de phospho-molybdate de soude à sa disposition, on peut opérer comme suit :

On mélange à 20 c. c. de réactif citro-picrique d'Esbach 10 c. c. environ de l'urine. S'il ne se produit pas de précipité, c'est qu'il n'y a ni albumine ni peptones.

En cas de précipité, on répartit le mélange en trois tubes à réaction :

Le premier tube servira de témoin, le deuxième sera chauffé, et dans le troisième on ajoutera de l'acide azotique. Le précipité de peptones se redissoudra dans les deux derniers tubes.

Ce dernier procédé est d'autant plus sensible qu'il y a moins d'albumine et plus de peptones : il est difficilement utilisable pour les urines très albumineuses, à moins de les étendre d'eau, ce qui a évidemment pour effet de diminuer en même temps la proportion de peptones, et conséquemment de ne pas rendre la réaction beaucoup plus sensible. Le premier procédé, qui n'est autre chose que la réaction du *biuret* modifiée, est bien préférable.

CONCLUSIONS

De tout ce qui vient d'être dit, il résulte que :

1o La *mucine* du pus et la *pyine* ne sauraient être considérées comme des *globulines,* car elles diffèrent essentiellement de ces dernières par leurs propriétés et leur constitution chimiques. Ce sont des albuminoïdes *particuliers au pus, dont elles ne sont pas des éléments constants ;*

D'après M. Leidié, elles résulteraient de la transformation des albumines du pus sous l'influence de la fermentation ammoniacale de l'urine : la *pyine* serait un *alcalialbumine* et la *mucine* une *nucléoalbumine* (car elle contient du phosphore, et d'autre part elle diffère essentiellement par certaines de ses propriétés chimiques de la *mucine* sécrétée par les glandes muqueuses) ;

Quant à nous, nous avons vérifié le phénomène signalé par M. Leidié et nous avons constaté qu'une urine purulente, ne contenant pas la moindre trace de *mucine*, en contenait au contraire des *traces appréciables le lendemain* ;

2° La différenciation des albumines urinaires présente de très sérieuses difficultés dans la pratique, *sauf pour les urines très albumineuses*, bien entendu. Elle devient absolument impossible lorsqu'on n'a affaire qu'à des *traces* d'albumine, attendu que, dans *toute* albuminurie, c'est la *sérine* qui domine, aussi bien chez les gravidiques, les typhiques, les diabétiques, etc... que chez les *brightiques*. Dans toutes ces albuminuries, l'on se trouve en présence des albumines du sérum sanguin, c'est-à-dire d'une *sérumglobuline* et d'une *sérumalbumine ou sérine*, et celle-là ne passe pas à travers le rein à l'exclusion de celle-ci. Toutes les assertions contraires reposent sur des caractères mal étudiés et aujourd'hui mieux appréciés à leur juste valeur, tels que la *non-rétractilité* des globulines, ou bien sur des réactions exécutées dans des conditions défectueuses, telles que l'action du sulfate de magnésie en urine *acide*, ce qui a pour résultat de précipiter *même la sérine ;* et enfin sur l'ignorance de ce fait que la *sérumglobuline* passe dans les urines en même temps que la *sérine*, celle-ci étant d'ailleurs toujours en très forte proportion par rapport à celle-là ;

L'on a prétendu que ces deux albuminoïdes du sérum pouvaient se trouver dans l'urine en proportions variables par rapport l'un à l'autre ; mais comme on ne possède aucune donnée précise à cet égard, leurs dosages respectifs ne sauraient être d'une grande utilité, au moins quant à présent:

Pour toutes ces raisons, la différenciation des albumines ne nous paraît pas avoir l'importance qu'on a bien voulu lui prêter en ces derniers temps pour le diagnostic ;

En ce qui concerne enfin les *globulines* autres que celle du *sérum*, on ne peut les rencontrer que dans des urines *sanguinolentes* ou *hémoglobinuriques*. Seulement, dans ces cas-là, l'examen microscopique et le spectroscope fournissent des indications au moins aussi précieuses que la recherche des globulines ;

3° L'examen microscopique est et sera probablement longtemps encore le seul mode d'investigation capable, dans bien des cas, de nous renseigner immédiatement sur l'origine de l'albumine (néphrite albumineuse ou maladie de Bright, pyélite, périnéphrite, cystite, hématuries, etc...) Mais en ce qui concerne les albuminuries transitoires, telles que celle des *gravidiques* ou celle que l'on observe au cours des *maladies infectieuses*, quant à l'albuminurie *diabétique*, etc..., tout ce que la chimie peut faire est de doser l'albumine s'il y a lieu et de caractériser la globuline du sérum si l'on y tient ; et, quant au microscope, il ne peut rien malheureusement.

NOTA BENE

Au moment où cette notice était à l'impression, M. Armand GAUTIER remaniait complètement sa classification des albuminoïdes. Comme nous avons adopté cette classification pour notre ouvrage, nous tenons à reproduire les nouvelles vues de M. GAUTIER, sans que cela puisse changer en rien nos conclusions.

CLASSIFICATION DES PRINCIPES PROTÉIQUES
EN 12 FAMILLES
D'après M. ARMAND GAUTIER

A. Groupe albuminique

1re famille. — *Albumines* (matières solubles dans l'eau et coagulables par la chaleur.
2e famille. — *Globulines et fibrines* (substances insolubles dans l'eau, mais pouvant entrer en dissolution totale ou partielle dans les chlorures alcalins, quelques-unes dans les carbonates ou phosphates solubles, rarement dans les sulfates alcalins.
3e famille. — *Caséines.*

B. Groupe albuminoïde

4e famille. — *Collagènes.*
5e famille. — *Matières kératiniques.*

C. Groupe des protéides

6e famille. — *Vitellines.*
7e famille. — *Protéides ferrugineux, cupriques, iodés, etc. (Hémoglobine).*
8e famille. — *Nucléoalbumines* (dédoublables par les alcalis ou la digestion en nucléines et matières albuminoïdes).
9e famille. — *Mucines et mucinoïdes.*

D. Dérivés albuminoïdes de transformation des corps protéiques naturels

10e famille. — *Alcalialbumines.*
11e famille. — *Synthonides* ou *acidalbumines.*
12e famille. — *Albumoses* et *peptones.*

M. GAUTIER ne dit toujours rien de la *pyine* ; mais les caractères de sa famille des *alcalialbumines* paraissent contenir ceux de la substance décrite par M. LEIDIÉ.

Vin tonique Demolon

Madère et Samos, Kola, Coca, Cacao,
Quinquina, Ecorce d'orange amère, Glycérine
et Phosphate de soude

Délicieux au goût : ni sec, ni sucré

Préparation et dosage irréprochables

Grâce à la glycérine et au phosphate de soude
qu'il contient, il ne constipe jamais

Ce n'est pas un produit de spéculation

ÉLIXIR DEMOLON

ALIMENT SYNTHÉTIQUE COMPLET

DIGÉRÉ PAR LES PLUS MAUVAIS ESTOMACS

KOLA-TANNIN — KINA-TANNIN — CAFÉINE

Glycérophosphate de chaux.... 0 gr. 20 par verre à liqueur.
Peptone et viande............... 1 gr. »» par verre à liqueur.

Excipient vineux spécial sucré à la glycérine

Cet Élixir, d'un goût agréable, est destiné aux malades très affaiblis que l'on voudra alimenter sans fatigue pour leur estomac.

PEPSI-MAGNÉSIE du Dr SAM

Dyspepsie, Gastralgie, Entérite et leurs symptômes : Constipation, Diarrhée, Migraines, Vertiges, etc.

La Pepsi-magnésie est un calmant, et pour ainsi dire un régulateur des fonctions digestives, agissant aussi bien dans les malaises accompagnés de constipation que dans les cas de selles liquides.

GLYCÉROPHOSPHATE DE CHAUX LACTOSÉ

(Préparé par la Pharmacie Demolon)

SOLUBLE — INSIPIDE ET INALTÉRABLE

Remplace avec avantage tous les glycérophosphates granulés qui contiennent beaucoup trop de sucre et trop peu de médicament et dont le prix, par cela même, est trop élevé.

Une cuillerée à café est dosée à o gr. 50 de glycérophosphate de chaux chimiquement pur.